CONTRIBUTION A L'ETUDE

DE LA

NÉPHRITE DOTHIÉNENTÉRIQUE

PAR

O. TAPRET
Médecin des hôpitaux

ET

H. ROGER
Interne des hôpitaux.

PARIS
A. PARENT, IMPRIMEUR DE LA FACULTÉ DE MÉDECINE
A. DAVY, successeur
31, RUE MONSIEUR-LE-PRINCE, 31

1883

CONTRIBUTION A L'ETUDE

DE LA

NÉPHRITE DOTHIÉNENTÉRIQUE

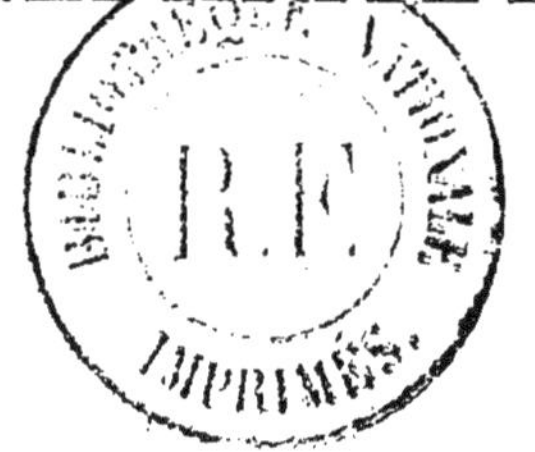

PAR

O. TAPRET
Médecin des hôpitaux

ET

H. ROGER
Interne des hôpitaux.

PARIS
A. PARENT, IMPRIMEUR DE LA FACULTÉ DE MÉDECINE
A. DAVY, successeur
31, RUE MONSIEUR-LE-PRINCE, 31

1883

CONTRIBUTION A L'ÉTUDE

DE LA

NÉPHRITE DOTHIÉNENTÉRIQUE

I

« Lorsque la néphrite survient dans la fièvre typhoïde, écrivait Rayer en 1840, les reins sont plus ou moins augmentés de volume et plus rouges que dans l'état sain ; on voit, de plus, *à la surface externe de ces organes, un certain nombre de petits points rouges, entremêlés de points purulents et entourés d'un cercle rouge ; ces points, légèrement saillants, se réunissent quelquefois, de manière à former des plaques peu élevées. Cette altération s'étend rarement jusque dans la substance tubuleuse des reins.* »

A ces altérations, Rayer essaya de rattacher quelques manifestations symptomatiques particulières qui pourraient permettre au clinicien de soupçonner cette « grave complication. » Il note que dans presque tous les cas il existe des troubles de la miction et des modifications dans la quantité et la qualité de l'urine. Ce qui le frappe le plus, c'est « la profonde stupeur dans laquelle étaient tombés les malades depuis un ou plusieurs jours ».

Si on analyse soigneusement les cinq observations qui servent de base à ce travail, on parvient à dégager encore quelques phénomènes spéciaux, paraissant avoir une certaine valeur diagnostique. En effet, le délire, surtout nocturne, aurait été très fréquent et très prononcé ; les réponses étaient remarquablement lentes et difficiles ; la langue particulièrement sèche et fuligineuse. Mais ce qui semblait dominer toute la symptomatologie, au moins dans deux observations, c'était un facies spécial, rappelant bien plus la péritonite que la prostration de la fièvre typhoïde. Dans un cas, cette ressemblance était encore augmentée par la coexistence de vomissements porracés.

Malheureusement, les observations de Rayer sont incomplètes et manquent de précision. A un certain nombre de faits rapportés par Cornil et Ranvier, Hardy, Klebs, etc., nous ajouterons le suivant, pour compléter le type clinique esquissé par Rayer.

Passa, Jean, âgé de 19 ans, limousin, de constitution assez robuste, garçon maçon à Paris depuis quatre mois, n'a jamais été sérieusement malade. Au commencement de novembre dernier se sentant fatigué, courbaturé, il quitta son travail pour prendre un peu de repos.

Le malaise augmenta assez vite : douleur de tête permanente, saignements de nez répétés, anorexie, diarrhée, etc.

Il resta 15 jours chez lui, presque sans soins, et entra à l'annexe de l'Hôtel-Dieu, le 23 du même mois.

État à l'entrée. — Prostration très grande, fièvre modérée (38,8) ; faciès grippé (rappelant celui que l'on observe dans la péritonite aiguë) ; réponses difficiles et lentes, mais justes ; céphalalgie, accablement ; ventre météorisé, peu douloureux ; taches rosées lenticulaires ; râles sibilants mêlés de quelques râles humides sans prédominance en aucun point, urine légèrement albumineuse (albumine *non rétractile*) : il n'y a pas de doute, nous avons affaire à une fièvre typhoïde à caractère particulièrement infectieux.

Traitement : Sulfate de quinine, 1 gramme ;
Café, cognac ;
Lait coupé d'eau d'orge ; vineuse.

Cinq jours après, le malade semble aller mieux ; la température n'est plus qu'à 37,5 le matin, 38,2 le soir ; le pouls reste rapide, vi-

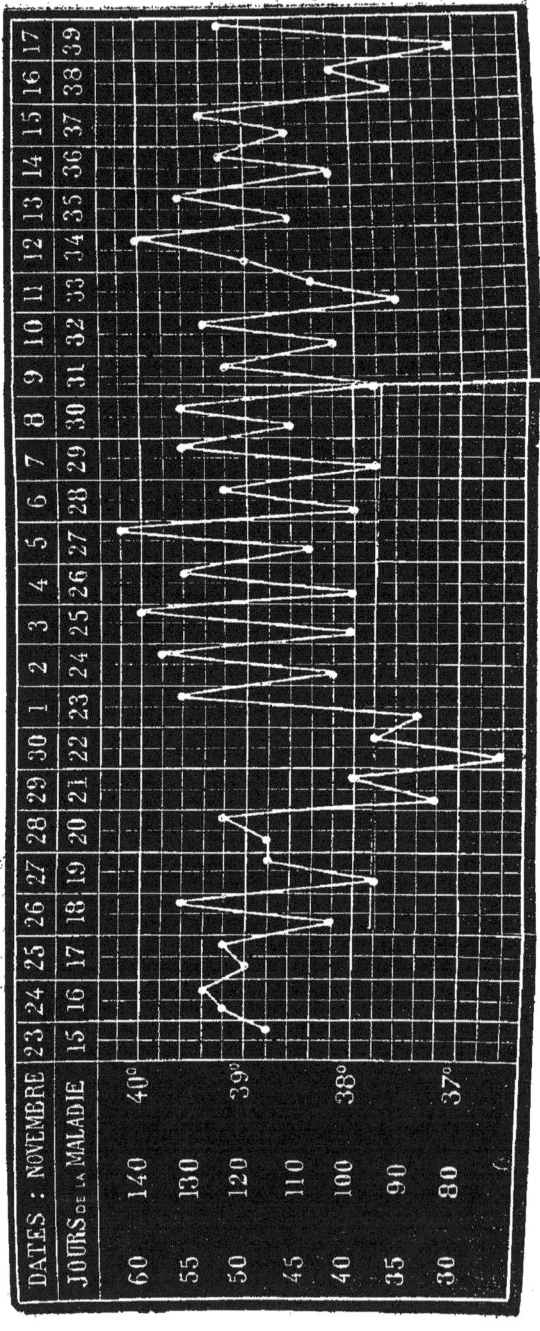

Fièvre typhoïde avec néphrite.

brant, dicrote ; en revanche, les dents sont sèches et fuligineuses, la langue est fendillée, ratatinée, les lèvres ont une couleur violacée, et pourtant il n'y a pas de dyspnée, la toux est rare, nullement quinteuse et les signes physiques fournis par l'auscultation n'ont pas changé.

Ce qui mérite le plus d'être signalé, c'est la douleur accusée par le malade dans une zone assez circonscrite au niveau et un peu au-dessous des fausses côtes.

Le 30 novembre, l'amélioration est encore plus sensible : prostration moindre, température presque normale (36,6 le matin, 37,8 le soir) ; mais le facies est toujours mauvais ; aussi le mieux ne se maintient-il pas.

Le 1er décembre, la fièvre reparaît avec de l'agitation, du subdelirium, etc. Peut-être que cette aggravation subite est due seulement à une adénite sous-maxillaire que l'on constate du côté gauche; là, en effet, il existe une tuméfaction légère au centre de laquelle on sen une petite induration de forme ovalaire, douloureuse à la prestsion.

Les jours suivants, les choses restent à peu près en l'état ; un soir, le malade se plaint d'une certaine difficulté pour uriner. Mais ce symptôme a été passager ; nous n'avons pas sondé le malade et dès le soir, la miction était devenue facile. L'urine, haute en couleur, contenait une quantité notable d'albumine *rétractile*, on n'y trouva ni sang, ni pus.

Le 3 décembre, toux devenue quinteuse et pénible ; congestion assez étendue à la base du poumon gauche.

Traitement : Ventouses sèches sur la poitrine; toniques, etc.

Peu à peu le facies abdominal s'accuse davantage ; yeux caves, sillons naso-labiaux très prononcés, nez effilé, aspect terreux, plombé de la face, ventre fortement météorisé, etc., etc.

Dès le 6 décembre, la tuméfaction sous-maxillaire se circonscrit plus nettement et proémine en un point. Progressivement, la tumeur ainsi formée augmente de volume, se ramollit, s'abcède : l'évolution est lente et torpide à la manière des abcès froids. On ne nous a signalé aucun frisson et la courbe thermique, dans ses irrégularités, ne présente pas les grandes oscillations de l'infection purulente vulgaire.

En saisissant le bras droit du malade, nous déterminons de la douleur au-dessus du coude ; cette douleur nous révèle la présence d'un autre petit abcès en voie de formation au niveau du ganglion sus-épitrochléen.

Le 14 décembre, la peau est amincie et la fluctuation est manifeste au niveau de la tumeur sous-maxillaire. Du côté du bras, l'ouverture de l'abcès menace de se faire spontanément. Nous incisons les deux abcès sous le Lister ; il s'écoule un pus louable, franchement phlegmoneux. Lait.

Bagnols, 150 grammes ;
Extrait de quinquina, 4 grammes.

A la contre-visite du même soir, le malade se sent mieux et demande à manger, la température est tombée de 39,6 à 38,2 ; mais l'état général est toujours aussi inquiétant.

Dans la nuit du 15 au 16, le malade a eu des selles involontaires. A la visite du matin nous le trouvons dans une assez grande agitation, le météorisme est considérable, le ventre est partout endolori ; la respiration est très gênée et cependant rien de plus dans la poitrine ; le pouls est rapide, assez plein et nullement irrégulier. Pas d'eschare au sacrum, pas d'éruption furonculeuse ou érythémateuse.

Aucune lésion viscérale ne paraît assez importante pour nous expliquer la gravité de l'état général. Les adénites suppurées semblent plutôt en être un effet qu'une cause.

Nous craignons une perforation intestinale.

Thé au rhum chaud ;
Injection d'éther ;
Bains d'air chaud dans le lit.

Le lendemain 17 décembre, la situation est désespérée. Ce qui étonne et frappe le plus, c'est de voir ce malheureux, haletant, violacé, à demi dans le collapsus, l'œil enfoncé, les joues excavées, le nez allongé et plat, les lèvres pincées et grimaçantes, et de l'entendre d'une voix éteinte, demander à manger.

Mort le 18 décembre à sept heures du matin.

Autopsie vingt-six heures après la mort.

A l'ouverture de l'abdomen on trouve une certaine quantité de liquide jaunâtre épanché dans la cavité péritonéale.

Péritoine. — Peu injecté, n'a ni néo-membrane, ni dépôt fibrineux à sa surface.

Intestin. — La face interne est jaunâtre et comme lavée ; pas d'ecchymoses, pas d'injections vasculaires. Les plaques de Peyer et de nombreux follicules sont ulcérés, toutes ces ulcérations sont complètement détergées, mais en aucun point on ne remarque une ébauche de cicatrisation, il n'y a même pas autour de ces pertes de substance l'hyperhémie nécessaire à l'apport des matériaux utiles. Il semble que l'effort de réparation se soit arrêté après le déblaiement.

Ganglions mésentériques à peine tuméfiés.

Estomac. — Rien d'anormal.

Rate. — Volumineuse et diffluente, pas d'autres lésions.

Foie. — Ni congestionné, ni dégénéré.

Poumons. — Emphysème assez prononcé aux deux sommets. — Congestion très intense à la base du poumon gauche.

Cœur. — Fibre cardiaque en bon état, caillot fibrino-cruorique dans le cœur droit.

Cerveau. — Ni congestion, ni œdème; rien dans les ventricules.

Bassinets et calices. — Rien.

Vessie. — Muqueuse saine, ne présente que 2 ou 3 ecchymoses au niveau de ses plicatures.

Reins. — Les deux reins sont volumineux et assez fortement hyperhémiés; la capsule se détache facilement sans exulcérer la substance corticale. Chaque rein présente à sa surface de nombreux points jaunâtres ressemblant, au premier abord, à un semis de granulations tuberculeuses. Ce sont de petits abcès miliaires; on en compte une vingtaine sur chaque face. Quelques-uns de ces îlots purulents se sont fusionnés par leurs bords de manière à former un ou deux petits lacs à contours polycycliques. Tous ces abcès sont arrondis et font une légère saillie ; une zone rouge ecchymotique très régulière les entoure et leur donne sur quelques points l'aspect de pustules varioliques. Entre ces points purulents on voit de nombreuses taches purpuriques simples.

Après l'incision du rein, on constate que ces petits abcès ne pénètrent pas au delà de la couche la plus superficielle, excepté en quelques points des colonnes de Bertin.

L'examen histologique que nous devons à l'obligeance de notre ami A. Gombault a été fait à l'aide de coupes, après durcissement dans la gomme et l'alcool.

Par l'action de l'alcool, les parties les plus malades apparaissent sous la forme de taches blanchâtres qui, sur les coupes traitées par le picro-carmin, se colorent en rouge plus fortement que le reste du tissu. — Des taches rouges ont un mode de disposition à peu près uniforme, elles sont allongées de la profondeur vers la superficie du rein. Sur les coupes perpendiculaires à la surface de l'organe, on peut en trouver qui figurent un triangle étroit dont la base atteint la capsule et dont la pointe effilée pénètre dans la substance médullaire jusqu'au voisinage de la papille. Sur les coupes parallèles à la surface, elles affectent au contraire une forme plus ou moins régulièrement arrondie.

Dans la substance corticale, elles ont à peu près les dimensions d'un lobule rénal, c'est-à-dire qu'elles comprennent deux ou trois rangées de glomérules; leur tissu a une certaine opacité, ce qui tient au grand nombre d'éléments cellulaires qu'elles contiennent; et, bien que leurs bords soient assez exactement limités, la transition n'est pas absolument brusque entre elles et le tissu voisin; à leur niveau, le parenchyme rénal a subi un certain degré de gonflement; les tubes droits des lobules voisins sont déviés de leur direction, et lorsque l'îlot atteint l surface du rein, il y fait une saillie appréciable. Un certain nombre des plaques qui viennent d'être décrites sont d'aspect uniforme, mais il en est d'autres qui sont parsemées de pertes de substance arrondies, souvent régulièrement espacées, pouvant cependant quelquefois se toucher et former ainsi des cavités plus grandes, anfractueuses.

Dans l'intérieur de l'îlot lui-même, les parties constituantes du lobule rénal sont assez difficiles à reconnaître; on y parvient cependant lorsqu'on envisage les points les moins altérés. Le *tissu conjonctif* est infiltré par une grande quantité de cellules rondes et forme ainsi des travées épaisses, quelquefois de larges nappes uniquement occupées par des leucocytes. Les *tubes droits* sont représentés par des cylindres remplis de petites cellules rondes, flexueux, interrompus de distance en distance, difficiles à distinguer des vaisseaux sanguins, sauf en quelques points, dans lesquels on trouve encore sur leur paroi un revêtement régulier de petites cellules cubiques. Les *tubes collecteurs* sont souvent remplis par de grosses cellules rondes desquamées. Les *tubes contournés* se reconnaissent plus facilement; ils sont aplatis, leur lumière est effacée, leur épithélium cylindrique ou cubique; la membrane limitante est souvent très distincte, épaissie même. Les leucocytes s'accumulent d'habitude en grand nombre autour de ces tubes et leur forment une ceinture épaisse vivement colorée par le carmin.

L'*état des glomérules* est variable: tantôt ils sont reconnaissables, volumineux, chargés d'un grand nombre d'éléments cellulaires; leur capsule est épaisse, multilamellaire, revêtue à sa face interne par une rangée très régulière de cellules volumineuses. Dans ce cas on trouve immédiatement en dehors de la capsule une accumulation de globules blancs qui lui forme une épaisse couronne. Ailleurs les cellules du glomérule ne se colorent plus ou se colorent incomplètement par le carmin, la capsule infiltrée de globules blancs est détruite en totalité ou sur certains points de son pourtour; le glomérule, encore reconnaissable au mode d'arrangement des anses vasculaires, tend cependant à se fondre dans la masse embryonnaire voisine. Ailleurs enfin, on ne trouve plus qu'une perte de substance arrondie, à bords irréguliers, formés par des cellules rondes, incolores : le glomérule a été détruit par la suppuration. Ce qui prouve bien qu'il s'agit là d'une fonte purulente du glomérule, c'est que souvent ces petits abcès s'étagent très régulièrement sur deux ou trois rangées parallèles occupant ainsi la place où, à l'état normal, s'observent les rangées glomérulaires.

Dans la substance tubuleuse les îlots, examinés à l'aide de coupes transversales, présentent la constitution suivante : à leur pourtour les tubes larges ou minces sont aplatis latéralement et séparés les uns des autres par des travées remplies de leucocytes. De distance en distance, on rencontre la coupe transversale de vaisseaux sanguins remplis de globules rouges, et, au milieu de ces globules rouges, quelques globules blancs. Vers le centre se trouve, le plus souvent, un espace vide manifestement formé par un tube collecteur, dont la cavité est très fortement dilatée et la paroi infiltrée de leucocytes et en partie détruite. Tout autour de celui-ci on rencontre un certain nombre d'autres tubes collecteurs dont la cavité dilatée est remplie de leucocytes, mais qui possèdent encore une couronne très régulière d'épithélium cylindrique ou tout au moins cubique, séparant les leucocytes intratubulaires de ceux qui sont infiltrés dans la trame conjonctive. Il est à noter qu'on retrouve des vaisseaux sanguins remplis de globules rouges, mélangés à une proportion plus ou moins forte de globules blancs, jusque dans le voisinage immédiat de la partie abcédée.

Les *vaisseaux sont peu malades.* — Les gros troncs de l'arc vasculaire, veines et artères, sont absolument indemnes. Dans le cas où ils se trouvent au voisinage immédiat d'un foyer, on constate seulement un léger degré d'infiltration leucocytique de leur tunique externe. Nulle part il n'y a d'oblitération vasculaire. On a vu plus haut qu'au sein des foyers de la pyramide, les vaisseaux droits étaient moins altérés que les tubes, il en est de même, d'une façon générale, dans l'écorce pour les artères glomérulaires.

L'emploi du violet de méthyle ne nous a montré nulle part, soit dans les abcès, soit dans le reste du tissu rénal, la présence d'aucune espèce d'organisme inférieur, *bactérie* ou *micrococcus*.

Dans le reste du tissu du rein, les tubes contournés présentent une modification a peu près uniforme consistant dans la dilatation de leur cavité, dilatation bien réelle, mais rendue beaucoup plus apparente par l'aplatissement de l'épithélium de revêtement qui, presque partout, a pris la forme cubique. Le protoplasma de ces cellules cubiques se colore en jaune brun par le picro-carmin, le noyau se colore mal, mais, dans toutes, il est parfaitement visible. Quelques-uns de ces tubes renferment des cylindres ambrés présentant des étranglements régulièrement disposés ; d'autres cylindres, de forme moins modifiée, se colorent en rose par le picro-carmin.

Les glomérules sont, pour la plupart, volumineux, les anses vasculaires chargées de nombreuses cellules, la capsule épaisse revêtue à sa face interne par une rangée unique de grosses cellules; nulle part il n'existe d'exsudat ou de produit de desquamation épithéliale entre la capsule et le glomérule.

Les tubes droits, aussi bien dans l'écorce que dans la pyramide, sont peu altérés; on en rencontre exceptionnellement quelques-uns qui sont encombrés par des cellules épithéliales desquamées. Il est plus fréquent, surtout pour ce qui est des tubes de Henle, de les trouver remplis par des cylindres ambrés ou colloïdes.

De distance en distance on rencontre dans les pyramides des faisceaux de *vasa recta* extrêmement distendus par des globules rouges.

Il faut mentionner enfin quelques îlots myxoïdes dont il est difficile de dire s'ils sont développés dans l'intérieur d'un tube rénal ou dans le tissu conjonctif; mais d'une façon générale, en dehors des lobules, où va s'effectuer la suppuration, le tissu conjonctif est respecté: il n'existe ni sclérose ni îlots embryonnaires dans l'intervalle des tubes rénaux.

II

Comme on peut en juger, notre observation concorde avec celle de Rayer. Pourquoi les faits que cet auteur a cités ont-ils passé à peu près inaperçus? Il existe cependant d'importants travaux sur le retentissement rénal de la fièvre typhoïde.

La congestion a été signalée par Grégory, Rayer, Martin-Solon, etc. Plus tard Rilliet et Barthez, Griesinger, Niemeyer, et plusieurs autres firent judicieusement observer que cette congestion est, comme celle de tous les viscères, un phénomène du début et que l'albumine du troisième ou du quatrième septénaire fait soupçonner le développement d'une néphrite parenchymateuse.

Cette formule si simple, congestion et néphrite parenchymateuse, était loin d'englober toutes les particularités que peuvent présenter ces manifestations rénales. Hoffmann, Murchison, Huchard, etc., nous révèlent l'existence d'infarctus propres à la dothiénentérie; M. le professeur Jaccoud donne une description minutieuse de « néoplasmes typhiques analogues à ceux de l'intestin et développés généralement dans la substance corticale du rein. »

Des recherches histologiques récentes, en faisant bien connaître les altérations des éléments nobles de cet organe et de sa gangue conjonctive, ont permis des divisions pathogéniques d'une grande importance.

Rosenstein affirme que la néphrite des fièvres graves est surtout caractérisée par un état catarrhal des tubes de Bellini et des rayons médullaires.

En 1876 MM. Legroux et Hanot (*Archives générales de médecine*) analysent cinq cas de fièvre typhoïde à détermination rénale. Chez ces cinq malades les symptômes avaient été assez bénins au début; à la fin de la deuxième et au commencement de la troisième semaine, apparurent des phénomènes graves; l'urine était albumineuse et renfermait des cylindres hyalins plus ou moins granuleux et des gouttelettes de graisse. A l'autopsie, on trouva les reins volumineux ayant jusqu'à cinq fois le poids normal. Le microscope fit reconnaître une dégénérescence granulo-graisseuse de l'épithélium, surtout dans les tubes contournés; cette altération se retrouvait à un moindre degré dans le foie et le myocarde.

Dans un article des Archives de physiologie (1881) M. J. Renaut appelle l'attention sur de nouvelles altérations qui, peu de temps après, furent décrites avec tout le développement nécessaire dans la thèse inaugurale d'un de ses élèves, M. Petit (*thèse de Lyon*, 1881). Pour ces auteurs, la néphrite dothiénentérique est caractérisée surtout par des lésions de l'épithélium des *tubuli contorti*, néphrite parenchymateuse; mais dans quelques cas on rencontrerait aussi un catarrhe desquamatif des tubes collecteurs, de la congestion glomérulaire avec exsudat albumineux, sorte d'œdème intra-capsulaire.

Les lésions dégénératives de Legroux et Hanot, l'exsudat para-glomérulaire de J. Renaut ont été retrouvés par Klebs (*Archiv für experiment. Pathol.*, 1880) et Leyden (*Zeitsch.*

f. klin. Med., Band III, 1881). Ce dernier, discutant l'origine exsudative du liquide extravasé dans la capsule de Bowmann, conclut à une desquamation épithéliale capable de déterminer, par compression, l'anémie du glomérule.

Ce ne sont pas là les seules modifications du rein qu'on puisse rencontrer chez les typhiques, puisque Klebs signale avec Litten (*Zeitsch. f. klin. Med.*, Band IV, 1881) les hémorrhagies capillaires de l'écorce et des rayons médullaires, et, avec Rayer, les petits abcès purulents de la surface de cet organe.

N'y a-t-il pas lieu de s'étonner en voyant un esprit distingué comme M. Didion (*thèse de Paris*, 1883) admettre sans réserve l'existence des lésions signalées par MM. J. Renaut et Petit et se contenter de dire ensuite que Rayer avait constaté, à la superficie du rein, l'existence d'abcès miliaires qu'on n'a jamais retrouvés. Une telle altération est rare sans doute, elle n'est nullement extraordinaire; Rayer l'a rencontrée cinq fois dans son service en moins de deux ans.

On peut se demander si ces abcès ne représentent pas une complication en quelque sorte indépendante de la dothiénentérie, s'ils ne sont pas l'expression anatomique d'une infection purulente. Il serait étrange que des abcès métastatiques se fussent localisés sur les deux reins : dans notre observation les recherches les plus attentives ne nous ont montré rien d'analogue ailleurs; de plus, pendant la vie, nous n'avons observé aucun symptôme d'infection purulente, ni frissons, ni sueurs, ni douleurs articulaires, ni la courbe thermique à grandes oscillations irrégulières. Il faudrait une grande bonne volonté pour rattacher à la pyohémie l'adénite sous-maxillaire gauche suppurée et le petit abcès du bras droit !

Inutile de disserter sur la possibilité d'une inflammation ascendante partie de la vessie, des uretères, des bassinets. Ces organes nous ont paru sains; du reste aucun trouble de la miction, aucune modification physique de l'urine n'avaient rien fait soupçonner.

Une objection plus sérieuse pourrait être faite : on sait aujourd'hui, depuis les remarquables travaux de M. le professeur

Ch. Bouchard, que certaines néphrites infectieuses reconnaissent pour cause unique un cathétérisme antérieur. Nous pouvons affirmer que notre malade n'a pas été sondé pendant son séjour à l'hôpital. L'avait-il été auparavant ? Cela n'est guère probable.

Nous croyons donc qu'il s'agit bien d'une détermination rénale de la fièvre typhoïde que l'on peut ajouter à la congestion, l'inflammation desquamative, parenchymateuse ou interstitielle, etc.

III

Comment donc se présente-elle anatomiquement? Les reins sont volumineux ; la capsule enlevée (cette décortication se fait facilement et sans exulcérer la substance corticale), on voit disséminées en plus ou moins grand nombre à la surface de cet organe des taches rouges et des taches jaunes. Les taches rouges forment des macules arrondies ou ovalaires à contours assez réguliers ; les unes purement congestives, les autres hémorrhagiques; quelques-unes présentent à leur centre un petit point d'un blanc mat.

Les taches jaunes de la grosseur d'un grain de chènevis ou d'une lentille se détachent des parties saines en faisant une légère saillie ou une petite dépression. Elles sont pour la plupart entourées d'une auréole d'un rouge foncé.

Si l'on compare ces taches aux précédentes et surtout à celles qui ont à leur centre un point jaunâtre, on voit facilement qu'il s'agit de lésions à des degrés différents et non de lésions résultant de processus différents ; car au niveau du point jaune, comme dans la tache jaune, il y a du pus, des abcès miliaires isolés ou groupés par deux ou par trois de façon à constituer un petit lac purulent a bords polycycliques.

Ces lésions siègent presque uniquement dans la substance corticale. Sur la coupe classique du rein, on voit : 1° que la tuméfaction porte également sur les deux substances; 2° que les macules rouges ont une forme lenticulaire de faible épaisseur; 3° que les taches jaunes présentent une forme légèrement conique à base périphérique et pénétrant de place en place sous forme de stries dans les rayons médullaires et quelquefois dans la substance tubuleuse. Autour de ces foyers, le parenchyme rénal est tantôt d'un rouge vif comme à la surface, tantôt d'un jaune mat ou grisâtre; aux mêmes points il semble avoir perdu de sa consistance.

Comme le montre l'examen histologique de notre ami Gombault, il s'agit d'une *inflammation systématique du rein à tendance suppurative, localisée dans certains lobules à l'exclusion des autres*, mais intéressant leur portion médullaire et leur portion corticale; ce qui permet de penser que l'élément glandulaire plutôt que les vaisseaux sert de conducteur à l'inflammation.

IV

Cette néphrite a-t-elle quelques caractères cliniques propres? L'altération rénale semble débuter du quatorzième au vingtième jour; souvent après une amélioration légère, une courte accalmie, sans élévation, ni diminution marquées de la température, le malade tombe dans une prostration voisine de la stupeur.

La connaissance complète fait place à un certain degré d'hébétude : les réponses sont difficiles et lentes; la langue présente un caractère de sécheresse particulier; elle est amincie, fendillée, ses papilles hypertrophiées forment un semis granulé; cet état de la langue n'est pas un phénomène banal et insignifiant, car tous les auteurs le signalent avec soin. Ce qui domine surtout la scène, c'est le facies grippé du malade: ce facies, qui était si accusé dans le cas que nous avons observé, nous le trouvons noté deux fois sur cinq par Rayer. Dans une de ses cliniques, M. le professeur Hardy insiste de son côté sur la pâleur blafarde de la face, l'excavation des yeux, la saillie et la rougeur des pommettes.

Cette physionomie du malade, faisant plutôt songer à une complication péritonéale qu'à des désordres néphrétiques, n'est pas constante. Dans certaines néphrites dothiénentériques tous les symptômes typhoïdes étaient masqués à un certain moment par l'habitus ordinaire du mal de Bright aigu; chez d'autres malades, on pouvait penser à des accidents méningés que la fièvre ne permettait guère de rattacher à l'urémie. Dans le service de M. Millard (juin 1877), nous avons vu apparaître tout à coup au début de la convalescence d'un jeune typhique qui avait encore une élévation thermique notable des phénomènes de pseudo-ictère grave; nous trouvâmes à l'autopsie le gros rein gras de Legroux et Hanot et un foie légèrement stéatosé.

Les taches rosées lenticulaires ont fait défaut chez presque tous les malades de Rayer; elles étaient très discrètes chez le nôtre; en revanche, M. Hardy signale dans un cas des éruptions érythémateuses, accompagnées de quelques taches de purpura. Ces exanthèmes d'origine rénale, plusieurs fois observés, ont ici, comme l'a très bien montré M. Quinquaud, une réelle importance clinique; ils peuvent empêcher une néphrite de passer inaperçue.

M. Amat (*thèse de Paris*, 1878) signale la possibilité d'un bruit de galop. Leyden le constate aussi de la manière la plus manifeste, avec cette particularité qu'à chaque sudation abondante produite par des injections de pilocarpine, le *galopp rhythmus* disparaissait.

L'examen direct de la région peut-il fournir un signe de quelque valeur? C'est à peine si, dans de rares exceptions, il est possible de provoquer une douleur non équivoque.

Un phénomène sur lequel Rayer a attiré surtout l'attention, c'est la rétention ou la menace de rétention d'urine. Il l'a observée trois fois sur cinq. Dans deux cas, cet accident semble avoir précédé les manifestations rénales et dans ces deux cas, le cathétérisme fut pratiqué: ces faits plaident hautement en faveur de l'opinion de M. Bouchard sur les infections rénales secondaires. Dans les autres observations, Rayer ne parle que de menaces de rétention, comme cela se passa chez notre malade, qui n'eut que d'une façon passagère quelques difficultés à uriner.

Les urines ne présentent pas de caractères spéciaux se rapportant uniquement à l'altération rénale que nous étudions. La quantité est, en général, peu considérable; la coloration rappelle celle du bouillon de bœuf, mais elle peut être plus foncée et atteindre le rouge brun; la densité en est naturellement augmentée; d'après Rayer, l'acidité serait diminuée et même la réaction pourrait être alcaline; l'urine contient alors des globules muqueux. On peut y trouver des hématies, quelques leucocytes et des cylindres. Enfin, on constate la présence de l'albumine : chose singulière, dans un cas rapporté par Klebs, avec des lésions rénales identiques à celles que montre notre dessin, il n'y avait pas d'albumine. Ce n'en est pas moins un caractère important qui doit servir à fixer le diagnostic. Mais comme l'a si bien montré M. Bouchard, pour affirmer l'existence d'une lésion rénale, il ne suffit pas de constater la présence de l'albumine; il faut que cette albumine soit rétractile. C'est ce que nous avons nettement relevé dans notre observation, et nous ne craignons pas d'opposer ce caractère particulier à la non-rétractilité de l'albumine du début de la fièvre typhoïde.

Tels sont les principaux phénomènes qui doivent éveiller l'attention du clinicien sur une manifestation rénale de la fièvre typhoïde et peut-être sur la nature de cette lésion.

V

La lumière n'est pas faite sur la pathogénie de ce processus morbide. Cornil et Ranvier ne seraient pas éloignés d'admettre la nature parasitaire « de ces saillies miliaires, les unes d'un rouge foncé, les autres blanches ou jaunes à leur centre ou dans toute leur masse, ces dernières étant entourées d'une zone congestive..... Il ne répugne nullement d'admettre que tous ces petits abcès du rein ne reconnaissent, parmi leurs causes multiples, la présence de parasites, soit venus de la vessie dans le catarrhe de la muqueuse vésicale, soit charriés avec le sang dans les maladies infectieuses ».

Le micro-organisme existe probablement. Le professeur Eppinger a trouvé, dit Klebs, dans les ganglions mésentériques et dans les foyers d'altération du rein, des bâtonnets petits et courts (bâtonnets d'Eberth), des spores (micrococcus de Fischel) dans un mycélium épais et des filaments bacillaires plus ou moins allongés (50 μ et plus sur 0,2 μ d'épaisseur) entortillés ou enroulés en spirales. « Si je n'ai pas trouvé de bacilles, ajoute-t-il, c'est peut-être parce qu'elles sont difficiles à reconnaître sur des préparations durcies, peut-être parce que je ne suis pas tombé sur les points où elles se trouvent ».

Un détail anatomo-pathologique signalé par le même auteur permet d'élargir la discussion. Ayant trouvé au centre d'abcès du rein une petite bulle de gaz, il se demande s'il existe une relation de cause à effet entre le développement de ce gaz et l'envahissement par des bacilles septiques.

Les faits dans lesquels on a trouvé des microbes ne sont malheureusement pas assez nombreux pour faire accepter sans réserve la nature parasitaire de ces lésions, quand des histologistes comme Cornil, Ranvier, Gombault et Klebs lui-même n'ont pu les observer.

Nos observations sont trop peu nombreuses pour que nous puissions rien préjuger sur la fréquence de ces altérations rénales. Nous avons voulu seulement appeler l'attention sur elles, espérant que des recherches ultérieures confirmeront l'existence de la forme particulière de néphrite dothiénentérique décrite par Rayer, il y a une quarantaine d'années, et aujourd'hui à peu près tombée dans l'oubli.

Paris.— Typ. A. Parent, A. Davy Sr, rue Monsieur-le-Prince, 31.

NÉPHRITE DOTHIÉNENTÉRIQUE.

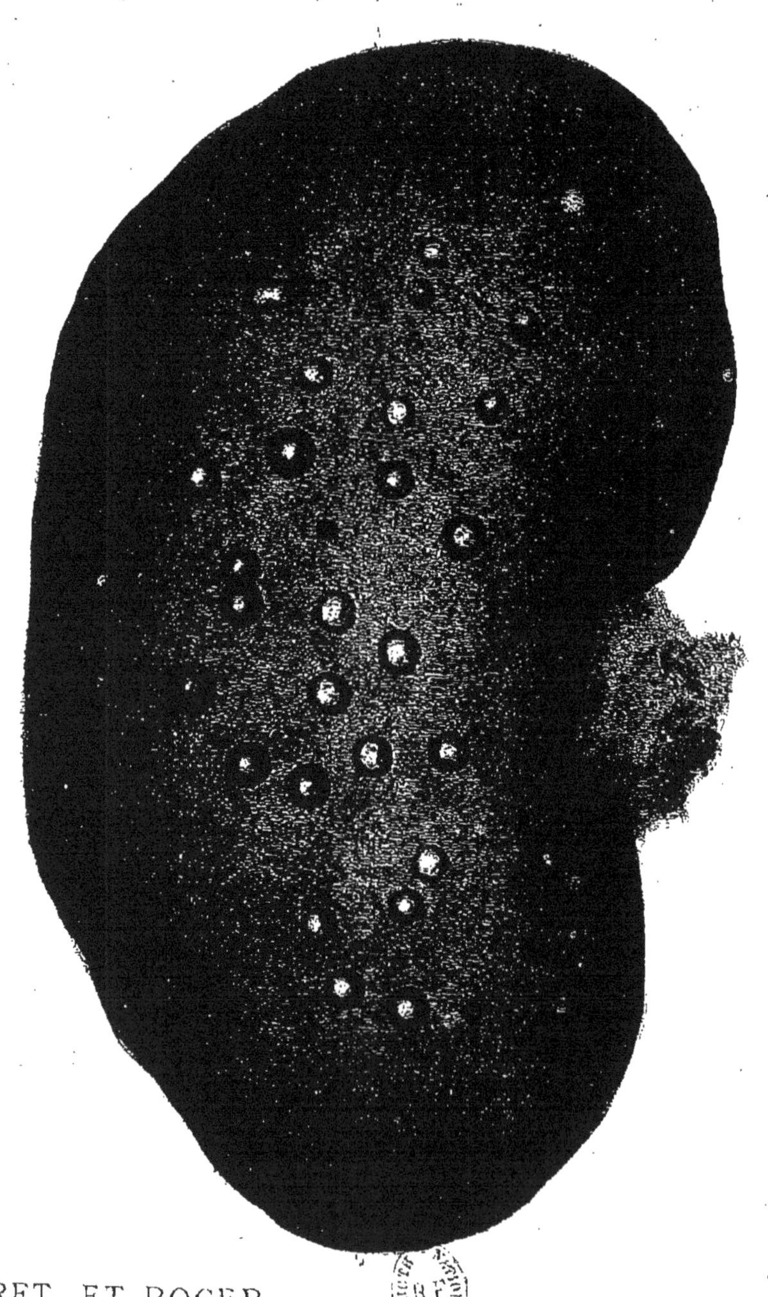

TAPRET ET ROGER

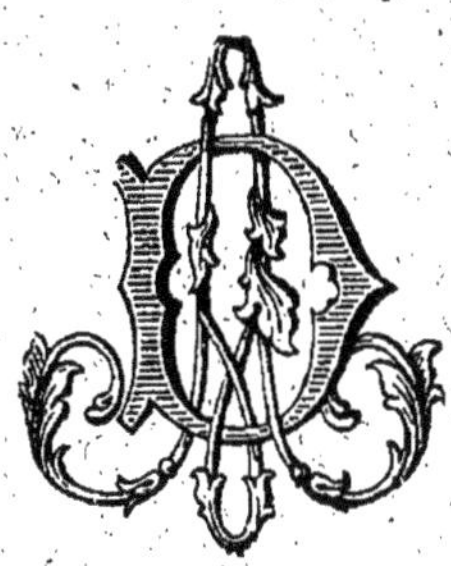

www.ingramcontent.com/pod-product-compliance
Ingram Content Group UK Ltd.
Pitfield, Milton Keynes, MK11 3LW, UK
UKHW020455220726
13923UKWH00006B/2551